AF404027

DE LA

PAROTIDITE

DANS LA

FIÈVRE TYPHOÏDE

PAR

Marc-MarDiir MIRABEL

DOCTEUR EN MÉDECINE DE LA FACULTÉ DE PARIS

MÉDECIN DE LA MARINE

MÉDECIN DE LA LÉGATION DE LA RÉPUBLIQUE FRANÇAISE A PÉKIN.

PARIS

ALPHONSE DERENNE

52, Boulevard Saint-Michel, 52

1883

DE LA

PAROTIDITE

DANS LA

FIÈVRE TYPHOÏDE

PAR

Marc-Marmir MIRABEL

DOCTEUR EN MÉDECINE DE LA FACULTÉ DE PARIS
MÉDECIN DE LA MARINE
MÉDECIN DE LA LÉGATION DE LA RÉPUBLIQUE FRANÇAISE A PÉKIN.

———✦———

PARIS

ALPHONSE DERENNE
52, Boulevard Saint-Michel, 52

1883

A MON PÈRE

A MA MÈRE

A MES PARENTS

A MES AMIS

A MON PRÉSIDENT DE THÈSE

M. LE PROFESSEUR BALL

DE LA
PAROTIDITE

DANS LA

FIÈVRE TYPHOÏDE

PAR

Marc-Marnir MIRABEL

DOCTEUR EN MÉDECINE DE LA FACULTÉ DE PARIS
MÉDECIN DE LA MARINE
MÉDECIN DE LA LÉGATION DE LA RÉPUBLIQUE FRANÇAISE A PÉKIN.

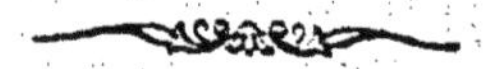

PARIS

ALPHONSE DERENNE
52, Boulevard Saint-Michel, 52
1883

A MON PÈRE

A MA MÈRE

A MES PARENTS

A MES AMIS

A MON PRÉSIDENT DE THÈSE

M. LE PROFESSEUR BALL

DE LA

PAROTIDITE DANS LA FIÈVRE TYPHOIDE

L'existence de parotidites dans le cours des maladies générales, des états ataxo-adynamiques est un fait connu de toute antiquité. On en trouve la remarque dans les œuvres d'Hippocrate, qui paraît confondre d'ailleurs les parotidites et les oreillons. C'est du père de la médecine que date la classique division des parotidites en critiques et acritiques, division qui a dominé, on peut le dire, jusqu'à nos jours, toute l'histoire de cette affection « Si les parotidites ne suppurent pas, dit-il, la mort survient, à moins qu'elles ne se jugent par de la diarrhée bilieuse, par de la dysenterie, par des urines sédimenteuses ou par des abcès dans d'autres parties du corps » Nous aurons à discuter tout à l'heure cette assertion de l'illustre vieillard, assertion qu'on retrouve dans la plupart des auteurs

Mais notre intention n'est pas de faire l'étude des parotidites en général. Il nous faut arriver au commencement de ce siècle, au moment où la notion de la fièvre typhoïde se dégage des travaux de Petit et Serres, de Louis et d'An'ral, pour trouver quelques indications se rapportant véritablement à notre sujet. Pinel toutefois dit avoir vu un grand nombre de parotidites en 1794, dans l'épidémie de fièvres ataxiques et adynamiques qui régna à la Salpêtrière à cette époque (1). Ces fièvres correspondent évidemment à ce qu'on a appelé depuis la fièvre typhoïde. Il en signale aussi dans l'épidémie des prisonniers de Semur en 1806.

Depuis lors on admet couramment que la parotidite est une complication de la fièvre typhoïde, complication rare, d'après la plupart des auteurs ; mais en général, on n'insiste guère, ni sur les caractères ni sur l'évolution de la lésion. Pour le plus grand nombre, il semble que cette complication entraîne toujours un pronostic très grave, et que la suppuration, sinon la mort, soit la terminaison fatale.

Nous avons vu dans le service de M. le professeur G. Sée à l'Hôtel-Dieu un cas de parotidite survenue au début de la convalescence d'une fièvre typhoïde, parotidite qui s'est terminée par résolution sans aucune apparence de suppuration. Il nous a semblé que le mécanisme pathogénique des parotidites dans la fièvre typhoïde n'était peut-être pas toujours le même, et que cette différence dans le mode de production devait entraîner consécutivement une distinction importante au point de vue du pronostic. M. le docteur Talamon, chef de clinique de M. le professeur Sée, nous a engagé à développer cette idée, qui fait le sujet de notre thèse. Il nous a fourni trois nouvelles observations de parotidites survenues à des époques différentes de la fièvre typhoïde. Nous lui adressons ici nos sincères remerciements. Ces quatre observations inédites servent de base principale à notre travail que nous avons étayé en outre de quelques autres observations prises dans les auteurs, où nous aurions pu certainement en prendre davantage, mais sans plus d'utilité.

1. Pinel. Nosographie philosophique T. 1. p. 143 et 233.

CHAPITRE I

§ 1. — Conditions étiologiques générales.

Nous étudierons d'abord les conditions d'étiologie générale que présentent les parotidites des fièvres typhoïdes :
fréquence, influence de l'âge, moment d'apparition ; puis
nous examinerons leurs caractères cliniques et leurs modes
de terminaison.

A. — *Fréquence*. — On peut la diviser en absolue et
relative.

a. Fréquence absolue. — Les auteurs sont d'accord pour
reconnaître que la parotidite n'est pas une complication
fréquente de la fièvre typhoïde. Louis n'en cite qu'une
observation. Bouillaud dans sa nosographie dit n'en avoir
vu que cinq ou six cas, sur plusieurs centaines de malades.
Andral en cite cinq cas sur 124 observations dans sa clinique médicale (1). Larroque sur 200 fièvres typhoïdes
n'a vu que trois fois des parotidites (2). « L'inflammation
de la parotide et du tissu cellulaire environnant n'est pas
très fréquente dans la fièvre typhoïde, dit Griesinger ; je ne
l'ai trouvée double qu'assez rarement (3). » Sur 1600 cas
de fièvre typhoïde relevés par Hoffmann, la parotidite a été

---

1. Andral. *Clinique médicale ; maladies de l'abdomen.* T. III.
2. Larroque. *Mémoire sur la fièvre typhoïde*, p. 43. Paris 1839.
3. Griesinger. *Traité des maladies infectieuses*, 2ᵉ édit. p. 314.

observée dix-neuf fois (1). Liebermeister sur 1100 cas ne l'a vue que deux fois (2). Liebermeister attribue cette rareté de la parotidite dans les cas observés par lui, à l'influence du traitement par les bains froids.

Nous verrons tout à l'heure, en effet, que pour l'auteur allemand la lésion qui détermine la parotidite est une dégénérescence parenchymateuse liée à l'excès de la température fébrile. Les bains froids rendant plus rares les températures excessives, enrayeraient par là même les processus morbides et les troubles de nutrition que provoque la chaleur fébrile. L'observation V tirée du mémoire de Schutzemberger sur l'étiologie de la parotidite, rapportant le cas d'une jeune fille traitée par la réfrigération, et chez laquelle survint quand même une parotidite suppurée, contredit cette opinion. Quoi qu'il en soit de l'explication, le chiffre si faible indiqué par Liebermeister, est fort extraordinaire. Mais chose plus étrange encore, Murchison, dans son traité de la fièvre typhoïde, ne parle même pas de la parotidite (3). En somme, on peut conclure de ces différents témoignages que la parotidite n'est pas une complication commune de la fièvre typhoïde.

b. — Fréquence relative suivant les formes de la fièvre typhoïde.

La parotidite appartient-elle à toutes les formes de la dothiénentérie ? Sur ce point encore, on est d'accord pour

1. Hoffmann. *Recherches sur l'anatomie pathologique des organes dans le typhus abdominal,* Leipzig 1869.

2. Liebermeister. *Recherches sur l'anatomie pathologique des organes dans le typhus abdominal,* Leipzig 1871.

3. Murchison. *La fièvre typhoïde,* trad. p. G. de Mussy.

n'en signaler le développement que dans les formes les plus sérieuses de la maladie. Pinel n'indique les parotidites dans sa nosologie, que dans les fièvres correspondant aux variétés graves de notre fièvre typhoïde : fièvres adynamiques, ataxiques bilioso-nerveuses. J. S. Franck déclare de même que cette complication ne s'observe pas dans les fièvres gastriques et continues nerveuses, formes bénignes de la dothiénentérie. Les cinq malades d'Andral présentaient tous la forme ataxique ou ataxo-adynamique de la maladie. Il en est de même des quatre malades dont nous rapportons les observations. Les symptômes ataxo-adynamiques prédominent avec une hyperthermie très marquée, ou une durée exagérée de la fièvre.

B. — *Influence de l'âge.* — La complication parotidienne semble appartenir à l'âge adulte. Elle est d'une rareté extrême dans l'enfance, car Rilliet et Barthez disent n'en avoir vu qu'un cas, et M. Cadet de Gassicourt n'en parle pas dans son *Traité clinique des maladies de l'enfance.* Étant données les conditions d'adynamie qui favorisent le développement de la parotidite, il semblerait qu'un âge avancé dût être une cause adjuvante. Cependant M. Josias (1) dans sa thèse sur la fièvre typhoïde, chez les personnes âgées ne parle pas de cette complication. Dans une seule des observations qu'il rapporte, observation qu'il doit à M. A. Robin, une femme de 50 ans, convalescente, fut atteinte de parotidite, et encore, cette parotidite fut-elle précédée de deux érysipèles de la

1. Josias. Thèse Paris, 1881.

face, qui doivent être vraisemblablement incriminés, à plus juste titre que la fièvre typhoïde elle-même.

C. — *Moment d'apparition.* — Il faut évidemment distinguer à ce point de vue deux catégories de parotidites : celles qui se développent dans le cours même de la fièvre typhoïde, et celles qui n'apparaissent qu'après la chute de la fièvre, à un moment quelconque de la convalescence. Cette division correspond à peu près à la division antique des parotidites en symptomatiques et critiques ; et, si l'on remarque que les parotidites de la convalescence guérissent presque toujours, tandis que les parotidites qui surviennent dans le cours de la fièvre ont une terminaison habituellement funeste, on se rendra compte de la persistance de cette idée de la crise chez les anciens médecins. En général, la parotidite du cours même de la fièvre que nous appelons la parotidite précoce, n'apparaît guère avant le deuxième septenaire. Le plus souvent son apparition a lieu vers le douzième ou le quatorzième jour.

Elle peut d'ailleurs se développer dans le troisième et le quatrième septenaire à un moment quelconque du cycle fébrile, et même, comme le montre l'une de nos observations, au moment où la défervescence se dessine.

La parotidite tardive, celle de la convalescence, ne se développe au contraire, qu'après la chute de la fièvre, dont elle peut amener la réapparition. Ici encore, nous devons indiquer deux époques d'apparition, soit que la complication se produise dès les premiers jours de la convalescence, soit qu'elle survienne à une période un peu plus éloignée. Il est même probable, comme nous le dirons plus loin, que ces deux variétés reconnaissent une pathogénie et un pronostic différents.

§ 2. — Caractères cliniques et modes de terminaison

A. — *Symptômes.* — Quelle que soit l'époque d'apparition de la parotidite, les symptômes sont à peu près les mêmes, sauf dans les cas où les malades sont plongés dans la stupeur demi-comateuse ou délirante des fièvres ataxiques. Le premier symptôme est une douleur accusée au niveau de l'articulation temporo-maxillaire, ou un peu au-dessus, et en arrière, vers l'espace rétro-maxillaire. Le malade se plaint d'une certaine gêne dans les mouvements de mastication, ou d'abaissement et d'élévation de la mâchoire. Presque en même temps, on constate, soit vers l'angle de la mâchoire, soit au niveau de la branche montante du maxillaire, ou sur un point quelconque de la région parotidienne, un petit noyau induré et excessivement douloureux. Puis, tantôt rapidement en vingt-quatre heures, tantôt d'une manière plus lente, la tumeur acquiert un volume considérable. Le gonflement envahit tout le côté de la face et du cou, correspondant à la glande enflammée. Le visage est déformé ; les mouvements de la mâchoire sont presque impossibles ; la déglutition peut être gênée.

La tuméfaction se compose de deux parties : 1° de la tumeur parotidienne proprement dite, qui est dure, très douloureuse, faisant à peu près une masse de la grosseur du poing ; 2° d'un œdème périphérique, plus ou moins étendu, pouvant gagner les parties inférieures du cou ;

œdéme mollasse, analogue à celui qui circonscrit tous les phlegmons. La coloration de la peau à la surface de la glande est d'un rouge plus ou moins foncé, parfois violacé. Les douleurs sont extrêmement vives. Elles se montrent spontanément et à la pression. Le gonflement parotidien est le siége de battements douloureux et d'élancements parfois intolérables. L'acuité de la douleur tient évidemment à l'étranglement de la glande par l'aponévrose serrée qui l'enveloppe et la bride.

Un autre signe est fourni par l'examen de la bouche. En pressant sur la tumeur parotidienne, on fait souvent sourdre une grosse goutte de pus par l'orifice du canal de Sténon, au niveau de la deuxième molaire supérieure.

Dans la parotidite qui survient pendant le cours de la fièvre typhoïde, les symptômes généraux, résultant de la complication, disparaissent dans l'ensemble des phénomènes de la maladie générale. La céphalalgie, l'agitation, l'insomnie, le délire, etc. appartiennent aux deux affections, et il est difficile de faire la part qui revient à chacune d'elles. Plus tard, lorsque la parotidite se produit sur le déclin de la maladie, au moment où la température commence à baisser, il y a en général une recrudescence de la fièvre, et un arrêt dans la marche vers la guérison. On voit s'aggraver de nouveau les symptômes morbides, qui paraissaient être en voie de décroissance et d'apaisement.

Dans la convalescence, la parotidite peut évoluer sans fièvre, sans symptômes généreux ; les phénomènes locaux existant seuls, comme le prouve notre observation VII, que nous avons recueillie dans le service de M. G. Sée. D'autres fois, au contraire, on voit reparaître la fièvre, l'insomnie, et tous les signes d'un retentissement grave de la lésion sur l'ensemble de l'organisme.

L'observation suivante est un exemple du premier genre de ce que nous appelons la parotidite précoce. Elle s'est développée au treizième jour d'une fièvre typhoïde ataxo-adynamique.

OBSERVATION I

Fièvre typhoïde ataxique. Hématuries. Parotidite droite au treizième jour.
Mort le quinzième jour. Autopsie.

V.., âgé de 20 ans, garçon de café, entré le 28 juin 1882, salle Saint-Christophe à l'Hôtel-Dieu, dans le service de M. le professeur G. Sée, habite Paris depuis deux ans. L'année dernière à pareille époque il a eu un embarras gastrique fébrile qui a duré cinq à six jours. Le 20 juin dernier il a éprouvé subitement de la céphalalgie au milieu de la journée, des frissonnements, de l'inappétence. Le malade affirme que la veille il n'éprouvait aucun malaise. Il traîne et continue son travail jusqu'au 25. Ce jour-là, il a une hématurie, et urine une assez grande quantité de sang. Alors il se met au lit. Pas d'épistaxis.

A son entrée à l'hôpital, on constate que c'est un garçon robuste, très bien constitué. Le faciès est rouge, congestionné. Le malade présente un léger état de stupeur. Les lèvres sont sèches; la langue est pointue, rouge à la pointe et collante. La parole est tremblante; il y a des soubresauts des tendons. Insomnie depuis le début de la maladie. La température rectale prise le soir égale 41 degrés. Le ventre est légèrement tendu, douloureux. Six à sept taches rosées lenticulaires. Selles diarrhéiques, contenant une petite quantité de sang. Urines rouges, sanglantes. Quelques râles ronflants disséminés dans les poumons. Rien au cœur.

— 14 —

29. — Insomnie absolue ; agitation et subdélirium pendant la nuit. Urines toujours sanglantes.

Prescription. — Limonade vineuse. Rhum 200 grammes dans un litre de tisane. T. M. = 40°, T. S. = 40°,4.

30. — Les urines sont toujours sanglantes, mais renferment moins de sang ; elles sont plus claires. Les selles d'hier contenaient encore une certaine quantité de sang. La stupeur est plus marquée, les lèvres sont sèches et fuligineuses. Subdélirium ; soubresauts des tendons. T. M. = 40°,2. — T. S. = 40°,6.

1er juillet. — Les urines présentent seulement une couleur feuille morte ce matin ; albumine à flots ; selles jaunâtres ; T. M. = 40. — T. S. = 40°,2.

2. — Délire toute la nuit ; prostration et stupeur ce matin, avec tremblement des mains et soubresauts des tendons. Le malade répond à peine aux questions T. M. = 40°. — T. S. = 40°,4.

3. — On constate ce matin une légère tuméfaction, qui remplit le creux rétro-maxillaire droit et empiète sur la branche montante du maxillaire. La pression paraît douloureuse. Le soir, la tuméfaction a triplé de volume, et tout le côté droit de la face est gonflé et œdématié. La bouche, les lèvres et la langue sont toujours sèches, encroûtées de sang. En pressant sur la tumeur parotidienne, on fait sourdre à l'orifice du canal de Sténon une gouttelette de pus. T. M. = 40°,2 ; T. S. = 40°,6.

4 juillet. — Le gonflement du côté droit de la face est énorme, et descend jusqu'au cou. Au milieu de ce gonflement diffus, on trouve une tumeur empâtée, faisant une saillie indurée, au niveau de la parotide. En pressant, on fait sourdre du pus par le canal de Sténon. Le malade est sans connaissance, la face livide, les yeux hagards, avec un marmottement continuel et des soubresauts des tendons très marqués. T. M. = 40°,2. — T. S. = 40°,4.

5. — L'état est le même ; mort dans la soirée.

Autopsie. — L'autopsie montre les lésions ordinaires de la fièvre typhoïde. Les plaques de Peyer sont gonflées et infiltrées, trois ou quatre sont ulcérées, vers la partie inférieure de l'iléon. Adénite mésentérique très marquée. Rate doublée de volume et ramollie. — Les reins sont très gros, congestionnés, mais ramollis et déjà en voie de putréfaction. Congestion hypostatique des deux poumons. Rien de particulier au cœur.

La peau de la face est disséquée avec soin, du côté droit. On voit là une tumeur résistante qui fait saillie sous l'aponévrose superficielle. Cette aponévrose incisée, la tumeur apparaît sous l'aspect d'une masse d'un gris rougeâtre. Elle est semée de grains purulents de la grosseur d'une tête d'épingle. Ces grains représentent les acini remplis de pus concret. Nulle part il n'existe de foyer collectif. La glande étant enlevée avec son canal de Sténon, en pressant sur la tumeur on fait écouler le pus par l'extrémité libre du canal, et, en incisant le conduit, on le trouve rempli d'un liquide purulent épais.

Cette observation est un exemple de ce que les anciens appelaient la parotidite symptomatique ou acritique. Il peut sembler au premier abord que la complication ait amené la terminaison funeste. Mais n'est-il pas probable, étant donnée la gravité de cette fièvre qui dès le début du deuxième septenaire présentait les phénomènes de l'adynamie ataxique la plus avancée, n'est-il pas probable, disons-nous, que la mort fût survenue fatalement, même en dehors de toute complication parotidienne? On peut penser que si la parotidite a hâté l'événement fatal, elle a tout au plus avancé de quelques jours la terminaison mortelle. Cette observation présente surtout un intérêt considérable au point de vue des lésions constatées à l'autopsie, montrant la limitation de la suppuration à l'appareil excréteur et sécréteur de la glande. Nous y reviendrons quand nous traiterons le côté anatomo-pathologique de la question.

Modes de terminaison.

La parotidite arrivée au degré où nous l'avons laissée tout à l'heure, peut présenter trois modes de terminaisons: la suppuration, la résolution ou la mort. Mais la mort survient par le fait de la fièvre typhoïde, avant que l'évolution de la lésion parotidienne ait pu se faire, comme nous venons de le voir dans l'observation précédente.

La suppuration est regardée par tous les auteurs comme la règle. « Il est fort rare, dit Grisolle, que ces tumeurs se résolvent. Presque toujours elles sont suivies de suppuration, parfois de gangrène ». M. le professeur Jaccoud dit de même qu'elles aboutissent le plus souvent à la suppuration, à la fonte putride ou gangréneuse. Mais il est à remarquer que ces auteurs parlent des parotidites en général. En est-il absolument de même des parotidites de la fièvre typhoïde? C'est ce que nous ne saurions affirmer, les éléments d'une statistique suffisante nous faisant défaut. Toutefois, nous sommes porté à croire que cette terminaison par suppuration n'est pas aussi fréquente dans la dothiénentérie que dans les autres maladies infectieuses, étant donné que par suppuration nous entendons la collection du pus en un foyer, s'ouvrant à l'extérieur ou à l'intérieur. Quant à l'inflammation purulente *des canaux excréteurs*, elle est pour ainsi dire la règle absolue.

Cependant il est une variété de parotidites qui suppurent toujours dans la fièvre typhoïde ; ce sont celles qui se produisent à une époque plus ou moins avancée de la convalescence et qui coïncident en général avec l'apparition de collections purulentes dans divers points du corps. Cette deuxième forme, comme nous le verrons tout à l'heure, paraît dépendre d'une véritable infection purulente du sang, d'une pyohémie, et elle est de sa nature même suppurative.

Quoi qu'il en soit, quand cette terminaison doit se produire, des frissonnements erratiques, ou des frissons plus intenses, annoncent la formation du pus en foyer. En même temps les symptômes locaux s'aggravent. L'œdème, la rougeur de la peau, les élancements douloureux s'accentuent. Tantôt alors, la fluctuation reste obscure, la résistance de l'aponévrose bridant le foyer purulent. Tantôt, ainsi que J. L. Petit l'avait fait remarquer, la tumeur fait en quelques heures une saillie considérable sous la peau, et la fluctuation se prononce, dans ce cas, avec une grande netteté ; l'aponévrose s'étant éraillée, le pus s'est répandu très vite sous les téguments.

C'est là un des modes d'ouverture de l'abcès parotidien. Mais l'ouverture à l'extérieur par les téguments cutanés n'est pas la règle. Si l'on n'a pas recours à l'intervention chirurgicale, trois autres voies sont ouvertes à la suppuration.

1° La plus ordinaire est le conduit auditif externe. On sait qu'à ce niveau l'aponévrose fait défaut. Du tissu cellulaire sépare seul la glande de ce conduit. C'est par là que le pus se fraie une issue au dehors ; soit qu'il érode le cartilage du conduit, soit qu'il se fasse jour par les fissures de Santorini.

2° Une autre voie est offerte par le pharynx vers lequel

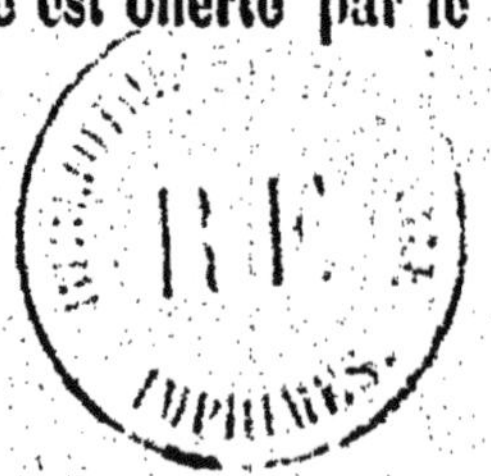

la glande envoie un prolongement en dehors de sa loge aponévrotique.

3° Enfin, il n'est pas impossible, et les auteurs en citent des exemples, il n'est pas impossible, disons-nous, que le pus rompant en bas la cloison de l'aponévrose, pénètre derrière le sterno-mastoïdien, et descende jusque dans le tissu cellulaire du médiastin. Nous n'insisterons pas sur ces variétés d'évolution de l'abcès parotidien, qui appartiennent plutôt à l'histoire générale des parotidites, qu'à l'étude toute particulière que nous en faisons en ce moment.

Nous donnerons ici un exemple de parotidite purulente pyohémique survenue dans la convalescence d'une fièvre typhoïde, en coïncidence avec l'apparition d'abcès multiples.

OBSERVATION II

Fièvre typhoïde prolongée. — Parotidite gauche suppurée dans la convalescence. — Abcès multiples.

L... âgée de 20 ans, domestique, entre le 15 novembre 1881 salle Sainte-Jeanne à l'Hôtel-Dieu, dans le service de M. le professeur Germain Sée. Cette femme est venue à l'hôpital pour un rhumatisme articulaire aigu, qui est traité par le salicylate de soude. Au bout de quelques jours les douleurs articulaires avaient complètement disparu. La malade se préparait à aller en convalescence au Vésinet, quand, le 1ᵉʳ décembre, elle est prise de céphalalgie, d'inappétence et d'un malaise général et fébrile. Surviennent ensuite des épistaxis, de la diarrhée, et tous les symptômes d'une fièvre typhoïde qui se prolongea jusqu'à la fin de décembre.

Au commencement de janvier 1882, la malade pouvait être considérée comme guérie. La température était normale le matin et le soir, et l'appétit commençait à se faire sentir. Cependant cette femme très amaigrie restait faible et sans entrain. Le 6 janvier un petit abcès de la grosseur d'une forte noix, se montre sur la fesse droite. On l'ouvre le 8. Le 9, deux nouveaux petits abcès furonculeux se montrent sur la cuisse droite. Le 12, un abcès plus volumineux, gros comme une mandarine se développe rapidement sur la partie postéro-supérieure de l'épaule gauche. Le 13, la malade accuse une douleur au niveau de l'articulation temporo-maxillaire gauche. Elle se plaint de ne pouvoir ouvrir la bouche que difficilement et d'être gênée pour manger. On ne constate rien d'appréciable à la palpation, sauf une douleur vive, juste au niveau du condyle de la mâchoire.

Le 24, on sent une petite induration un peu au-dessous du condyle, et un léger empâtement au niveau du rebord maxillaire. La malade se plaint de douleurs vives, et peut à peine ouvrir la bouche. Par la pression de la région parotidienne, on ne fait apparaître aucune goutte de pus à l'orifice du canal de Sténon.

La peau est chaude, mais la fièvre paraît modérée. On applique des cataplasmes laudanisés sur le côté gauche de la face.

15 janvier. — Apparition d'un nouvel abcès sur la fesse droite. Gonflement considérable de la parotide, avec empâtement du creux rétro-maxillaire, et de la région située en avant de la branche montante. Il y a des élancements douloureux.

16. — Gonflement dur au niveau de la parotide, et œdème s'étendant jusqu'au cou. Il est difficile de faire ouvrir la bouche à la malade, à cause de la douleur, et de constater que par la pression de la glande, on ne fait pas sourdre de pus à l'extrémité du canal de Sténon. Cependant nous arrivons à bien nous convaincre qu'il ne sort pas la plus petite goutte de pus par ce canal.

17. — La tuméfaction de la région parotidienne est toujours considérable. Il se forme un nouvel abcès sur la partie postérieure du bras droit. La malade est transférée dans le service du professeur Richet.

18. — On fait l'incision de l'abcès parotidien. A partir de ce jour nous n'avons plus suivi la malade, mais nous savons qu'elle est sortie de l'hôpital entièrement guérie.

La terminaison par suppuration peut amener un certain nombre de complications. Elles sont rares d'ailleurs, et nous nous contenterons d'énumérer : la gangrène, la thrombose de la veine jugulaire, la paralysie du nerf facial. Griesinger dit avoir observé ce dernier accident chez deux femmes atteintes de parotidites dans le cours de la fièvre typhoïde. Dans les deux cas, dit-il, il y eut rétablissement de la fonction.

Résolution. — La résolution est-elle une terminaison fréquente?

Nous avons déjà dit que les éléments nous manquaient pour faire à cette question une réponse bien affirmative. Toutefois nous pouvons dire que la plupart des auteurs considèrent cette terminaison comme une rareté. Nous avons énoncé l'opinion de Grisolle et de M. Jaccoud. Sur les dix-neuf cas de parotidites relevés par Hoffmann, trois seulement ne suppurèrent pas. Nous ne pouvons cependant nous empêcher de faire remarquer, que dans nos quatre observations, deux fois la guérison a eu lieu, sans suppuration. Sur les cinq cas rapportés par Andral dans sa clinique, deux encore n'ont pas suppuré. On trouvera plus loin nos deux observations. Voici celles d'Andral : La première est un cas de parotidite précoce, qui se montra le quatorzième jour d'une fièvre adynamique grave, resta stationnaire pendant quelques jours, puis s'affaissa et disparut, sans que son apparition ou sa disparition semblassent exercer aucune influence sur la marche de la maladie, qui se termina par la mort sept ou huit jours après.

La seconde est un exemple de parotidite survenue au début de la convalescence d'une fièvre ataxique, et terminée au bout de quelques jours par résolution sous l'influence d'un traitement antiphlogistique énergique.

OBSERVATION III

Fièvre typhoïde adynamique. Parotidite droite au quatorzième jour. — Résolution de la parotidite le dix-huitième et le dix-neuvième jour. — Erysipèle ; pneumonie. — Mort (Andral) (1).

Un mégissier, âgé de 21 ans, habitant Paris depuis deux mois, a du dévoiement depuis trois semaines. Pendant les huit derniers jours, il a sept et huit selles dans les 24 heures, avec de légères douleurs de ventre. Les huit à dix jours suivants, il n'a plus que trois ou quatre selles par jour.

Mais 5 jours après, le dévoiement reparaît aussi fort qu'au commencement. Depuis deux jours la tête est pesante, la peau chaude et le malaise général.

Le malade entre à l'hôpital le 10 mai 1820 dans l'état suivant. Céphalalgie, face rouge et animée, œil brillant ; facultés intellectuelles, sensation et locomotion intactes ; gaieté ; langue rouge et sèche, soif vive ; ventre souple et parfaitement indolent ; neuf selles depuis 24 heures ; pouls fréquent et plein ; peau brûlante. Prescription : Tisane d'orge gommée avec addition d'un gros de diascordium.

État stationnaire les jours suivants.

Le 14. — Tristesse, inquiétude, altération des traits, stupeur ; la

1. Andral. — *Clinique médicale.* — Maladies de l'abdomen, T. III. p. 266,

face présente une couleur plombée; sécheresse de la langue; six selles; toux légère. On prescrit 12 sangsues à l'anus.

15. — Prostration plus grande; respiration courte, toux pénible et sèche; râles crépitants à gauche et en avant au-dessous de la clavicule. On applique quinze sangsues sur ce point.

16. — Prostration de plus en plus grande; langue sèche et brune; pouls très fréquent; respiration plus libre, mais persistance [des râles crépitants.

17. — Même état. Un vésicatoire est appliqué sur une cuisse.

18. — Gonflement de la parotide droite pendant la nuit. Le matin elle ne présente qu'une tuméfaction modérée. La peau qui la recouvre est lisse, tendue, sans rougeur. La pression de la tumeur est douloureuse. Même état par ailleurs.

19 et 20. — Le gonflement de la parotide reste stationnaire. Au-dessous de la clavicule gauche le son devient tout à fait mat, et la respiration ne s'y entend plus.

21. — La parotide diminue un peu. Cependant depuis le 18 le dévoiement est plus considérable. La prostration n'a cessé de faire des progrès. Prescription : décoction de ploygala avec deux onces de sirop de coing pour une pinte; deux onces de vin de quinquina, tisane d'orge.

Pendant les trois jours suivants, même prescription. Les symptômes adynamiques augmentent. La sécheresse des lèvres, des dents, de la langue que recouvre un léger enduit fuligineux persiste. Le dévoiement est aussi abondant. Il se produit huit à dix selles aqueuses dans les 24 heures. Les crachats sont rouillés et visqueux. Quant à la parotidite, elle n'existe plus.

24. — Large vésicatoire sur l'abdomen.

25 et 26. — Crachats de la pneumonie au 2e degré.

27. — Erysipèle autour du nez. Langue très sèche et noire.

28. — Un peu de délire pendant la nuit. L'érysipèle n'existe plus autour des joues, mais il s'est emparé d'un des côtés du cou.

29. — Mort.

Ouverture du cadavre 36 heures après la mort.

Il n'est pas fait mention de l'état de la parotide. Cerveau sain ; cœur sain, vide de sang. Hépatisation rouge du lobe inférieur du poumon gauche. L'estomac, distendu par des gaz, ne présente qu'une très légère injection de la membrane interne vers le grand cul de sac. La muqueuse du duodénum et des deux cinquièmes supérieurs de l'intestin grêle est généralement blanche ; la muqueuse des trois cinquièmes inférieurs est fortement injectée. La valvule iléo-cœcale et le cœcum sont d'un rouge livide. Le colon ascendant est blanc. Le colon transverse, descendant et l'S iliaque offrent des plaques rouges peu nombreuses. La surface interne du rectum est tapissée par une matière pultacée grisâtre membraniforme, au-dessous de laquelle la muqueuse est rouge, et ulcérée en plusieurs points.

OBSERVATION IV

Fièvre ataxique ; délire dès le début ; alternatives d'excitation forte et de dépression profonde ; parotidite gauche au début de la convalescence. Application de vingt-cinq sangsues sur la tumeur ; résolution (Andral) (1).

Angélique Guichard, âgée de 23 ans, est reçue le 10 septembre 1828, à l'hôpital de la Charité. Cette jeune fille est d'une taille au-dessus de la moyenne, bien conformée, brune et présente peu d'embonpoint. A son entrée à l'hôpital elle est incapable de donner le moindre renseignement sur les circonstances antécédentes de sa maladie.

Le 11 septembre, elle présentait les symptômes suivants : Coucher en supination ; affaissement moral ; réponses aux questions à peu près nulles ; inertie musculaire ; assise sur son séant, elle retombe en arrière ; paupières à demi-closes ; peau chaude ; pouls fréquent et large ; langue rouge, un peu sèche ; ventre indolent ; pas de selles. On prescrit l'application de trente sangsues à l'épigastre, de l'orge gommé, et des lavements émollients, diète absolue.

1. Andral. *Clinique médicale, maladies de l'abdomen*, T. III, p. 380.

13. — Somnolence et prostration complètes ; le visage présente une couleur terne ; insensibilité cutanée. Dans la journée il survient de la contracture du bras droit. Prescription : Deux bains tièdes avec affusions d'eau froide ; glace sur la tête ; sinapismes aux extrémités inférieures.

14. — *Même état.* — On applique quinze sangsues de chaque côté du cou.

16. — Sensibilité rétablie ; langue toujours sèche. Le bras soulevé ne retombe plus comme une masse inerte ; il n'y a plus ni contracture, ni soubresauts. Prescription : quarante sangsues ; vingt au cou, vingt à l'abdomen, deux bains tièdes, affusions froides.

17. — Amendement encore plus marqué ; la malade entend et répond très bien. Langue toujours sèche ; soif vive ; peau chaude et sèche. Quinze sangsues, sur le trajet de chaque jugulaire ; deux bains, affusions.

18. — Le visage est net, l'œil bien ouvert ; les facultés intellectuelles entièrement rétablies. Mais la langue reste toujours sèche et rouge.

Il existe de la constipation, des coliques, de la fièvre, une maigreur considérable.

Jusqu'au 22, rien de nouveau. On s'aperçoit alors que les piqûres des sangsues ont donné lieu à la formation de quelques petits abcès. Le ventre est toujours sensible ; garde-robes difficiles. Vingt-cinq sangsues sur la région iléo-cœcale. On les répète le lendemain.

1er octobre. — Apparition d'une parotidite volumineuse à gauche, du côté de la fenêtre voisine.

Cette tuméfaction considérable du tissu cellulaire sous-cutané et des glandes cervicales est douloureuse et chaude.

La douleur arrête les mouvements du cou, du pharynx et de la mâchoire. Regardant cette parotidite comme un accident fâcheux, M. Andral cherche à la faire avorter, et prescrit vingt-cinq sangsues à appliquer sur la tumeur. Il ordonne des frictions sur le ventre avec de l'huile de camomille, et des demi-lavements avec une once de miel de mercuriale.

Applications de cataplasmes sur la tumeur pendant les jours suivants.

Sous l'influence de cette médication, une amélioration notable se fait bientôt sentir. Peu à peu la langue s'humecte, le pouls revient complètement à son rhythme ordinaire. L'engorgement parotidien se résout, et le 7 octobre, il a presque entièrement disparu.

Le 8, la malade, dont l'appétit est revenu, commence à manger. Le 23, elle est assez forte pour se lever. Le 30, elle est complètement guérie et se dispose à quitter l'hôpital.

A côté de la terminaison par résolution et par suppuration les anciens auteurs plaçaient la terminaison de la parotidite par *délitescence*. Dans ce cas la tumeur s'affaisse tout-à-coup, et cet affaissement est rapidement suivi d'accidents graves et ordinairement mortels.

« On a le droit de se demander, dit M. Guéneau de Mussy dans son chapitre sur le plegmon parotidien, si l'on n'a pas pris l'effet pour la cause, et si cet affaissement subit de la tumeur inflammatoire n'a pas été, comme celui qui survient dans les varioles malignes, le signe d'une dépression profonde des forces, de l'anéantissement de cette faculté de réagir qui est l'expression même de la résistance vitale, bien plutôt que la cause des troubles fonctionnels graves dont ce phénomène a été l'avant-coureur. »

Notre observation III, empruntée à Andral, peut être considérée comme un exemple de cette terminaison par délitescence. La tumeur parotidienne s'affaisse et disparaît vers le dix-neuvième jour, et la mort survient quelques jours après. Il faut dire qu'Andral ne paraît pas avoir attaché « la moindre importance » à cette délitescence, et qu'il considère comme nulle l'action de cette parotidite sur la marche de la maladie générale, tant au moment de son apparition qu'au moment de sa disparition. Il est évident que la théorie de la délitescence ne peut plus être soutenue aujourd'hui, et qu'elle doit être abandonnée au même titre que l'hypothèse des parotidites critiques et acritiques des vieux auteurs.

CHAPITRE II

§ I. — ANATOMIE PATHOLOGIQUE.

A l'autopsie d'individus morts avec des parotidites on peut rencontrer deux aspects bien différents de la région parotidienne.

La suppuration peut être diffuse. Dans ce cas il y a fonte purulente et putride de toute la parotide. Tous les éléments contenus sont baignés dans le pus. La glande est détruite entièrement, et ne montre plus que des débris sphacélés et épars au milieu du foyer purulent. En outre, le pus peut avoir rompu la barrière aponévrotique et s'être répandu sous les téguments. Les muscles sont dissociés par les fusées purulentes, les os mis à nu ; l'articulation temporo-maxillaire communique avec le foyer de l'abcès. On a même vu la jugulaire interne ulcérée, ou, bien plus souvent, comme dans les observations de Cruveilhier et de Virchow, les veines voisines, faciale, jugulaire externe être thrombosées et oblitérées par des caillots adhérents.

Les faits de ce genre ne peuvent guère servir à élucider la pathogénie de la parotidite ; car au milieu de cette infiltration, de cette destruction purulente et diffuse, il est impossible de discerner le point de départ de l'inflammation. A ce point de vue, le deuxième aspect nécroscopique sous lequel on peut rencontrer la parotidite présente plus d'intérêt. Notre première observation peut servir de type à cet égard. Dans ce cas, en effet, la parotide apparaît sous la forme d'une masse gris-rougeâtre, parsemée de points purulents. La planche V de l'atlas d'anatomie pathologique de Cruveilhier représentant une glande parotide en suppuration, donne une idée très nette de cette forme de parotidite. Au milieu de la glande, on voit une multitude de petits abcès fusiformes, sans communications les uns avec les autres; tous les conduits excréteurs, y compris le canal de Sténon, sont distendus par du pus.

« A l'autopsie, dit Cruveilhier, je trouvai que la grande tuméfaction de la région parotidienne était due, en partie, à l'œdème périphérique, en partie à la parotide elle-même, dont le tissu était marbré de rouge et de blanc : le blanc c'était du pus visqueux. Tous les canaux excréteurs et le canal de Sténon en étaient remplis ; chaque grain glanduleux était converti en un petit kyste purulent à parois extrêmement injectées.

L'inflammation était limitée à la glande parotide. La veine jugulaire externe était à sa sortie de la parotide remplie de sang coagulé et adhérent. Les veines contenues dans l'épaisseur de la parotide ne m'ont pas paru enflammées (1). »

L'autopsie publiée par Louis n'est pas moins intéressante. « Saillie au niveau de la parotide gauche; tissu cellulaire sous-cutané parfaitement sain ; lobules glandulaires rouges, tuméfiés et remplis de pus qu'on fit évacuer par le canal de Sténon dénudé et incisé transversalement. Ce ca-

____

1. Cruveilhier. — *Anat. pathol.* Liv. 30, pl. V.

nal est libre partout ; sa surface interne est pâle près de la
cavité buccale et devient de plus en plus rouge à mesure
qu'on se rapproche de la glande. Les veines qui partent de
cet organe n'ont pas paru phlogosées, et le tissu cellulaire
qui unit les lobules ne contenait pas la moindre quantité de
pus. On s'est assuré que les grains glanduleux étaient seuls
malades, et que seuls ils renfermaient du pus (1). On
voit que dans ces deux autopsies, Cruveilhier et Louis tran-
chent nettement la question du siège de la parotidite, et la
placent sans hésiter dans le tissu glandulaire proprement
dit. Cette question de siège a été fort controversée. A cet
égard les auteurs peuvent être divisés en trois catégories :
les uns localisent l'inflammation dans le tissu cellulaire de
la glande, à l'exclusion du tissu glandulaire ; les autres
pensent de même que le travail morbide débute par le
tissu conjonctif, mais en outre, ils admettent son extension
aux lobules sécréteurs ; d'autres enfin font de la parotide
une inflammation du tissu glandulaire proprement dit.

Bichat professait que l'engorgement parotidien affecte
les ganglions lymphatiques, et le tissu cellulaire environnant (2). Déjà au milieu du xviiie siècle, Samoelowitz avait
prétendu que les parotidites que l'on observe dans le cours
de la peste, siégeaient toujours dans le tissu conjonctif et
dans les ganglions. Mais Samoelowitz confondait évidemment
la parotidite, avec le bubon pestilentiel. Andral, Grisolle, font
aussi du tissu conjonctif le siège exclusif de la parotidite.

M. Guéneau de Mussy admet que le rôle inflammatoire
principal appartient au tissu interglandulaire, d'où le nom

1. Louis. — *Gaz. des hôpitaux.* Décembre 1830.
2. Bichat. — *Anatomie générale.* T. II, p. 623.

de phlegmon parotidien qu'il propose d'attribuer à la parotidite. Il reconnaît cependant une certaine part à l'inflammation glandulaire. « En général, dit-il, l'inflammation paraît débuter par le tissu conjonctif interglandulaire,
mais finit par envahir les éléments sécréteurs, et alors, en
comprimant la tumeur on fait sourdre du pus par l'orifice
du canal de Sténon (1). »

L'hypothèse de l'inflammation glandulaire primitive est
celle qui réunit le plus de partisans. Nous avons cité les deux
autopsies de Louis et de Cruveilhier et indiqué leur opinion.

Rochoux dit de même dans son article du *Dictionnaire
de médecine* : « Ce que j'ai vu à Bicêtre plusieurs fois, et
un assez grand nombre de faits publiés par divers auteurs,
m'ont appris que dans la parotidite l'inflammation atteint
dès le début les grains glanduleux eux-mêmes. A l'autopsie, indépendamment de l'affection des parties voisines, on
les trouve rouges, engorgés, infiltrés de pus, qui, presque
toujours, remplit en même temps le canal de Sténon et les
conduits salivaires, jusque dans leurs plus fines ramifica-
tions (2). »

C'est le microscope qui a démontré d'une façon définitive, du moins pour le plus grand nombre de faits, la réa-
lité de cette manière de voir. Virchow surtout a contribué
à établir le rôle de l'inflammation glandulaire. Pour lui,
toutes les parotidites sont dues à un catarrhe des conduits
salivaires (3).

1. Guéneau de Mussy. — *Du phlegmon parotidien.* — *Cl. médicale.* T. I, p. 1.
2. Rochoux. Article parotide. *Dict. de médecine*, 1841.
3. Virchow. *Charité Annalen*, VIII, 1858.

Une description histologique récente a été publiée par M. Edw. Wendt dans le New-York médical journal. D'après M. Wendt, le processus morbide peut se résumer ainsi. Un premier stade est caractérisé par une hyperémie congestive de la glande ; les artérioles et les capillaires sont distendus, et comblés par les globules rouges du sang. Peu après, il se fait un exsudat séreux accompagné par la migration de nombreux leucocytes et de quelques globules rouges ; quelques capillaires se rompent, et il se fait des extravasations de sang dans le tissu conjonctif.

Jusqu'alors les épithéliums des acini sont intacts, bien que les conduits salivaires soient remplis de cellules dont les unes proviennent du sang, les autres résultent de la desquamation du revêtement canaliculaire. Mais bientôt les épithéliums des acini prolifèrent rapidement. Il se fait une segmentation du noyau des cellules, puis une division de la cellule elle-même en deux. Cette prolifération épithéliale indique un travail hyperplasique généralisé à toute la glande.

Plus tard, les éléments de nouvelle formation subissent la tuméfaction trouble, puis la dégénérescence graisseuse, enfin une désintégration complète. Les produits de cette destruction cellulaire s'accumulent dans les mailles du tissu conjonctif, et y forment de petits amas de débris qui peuvent se résorber ultérieurement. En somme, on a là tous les caractères de ce qu'on a désigné sous le nom d'inflammation catarrhale (1).

1. Wendt. *Contribution à l'histologie pathologique de la parotidite aiguë*. New-York, *Méd. journal*, septembre 1880.

Ajoutons à cette description, que cette inflammation canaliculaire n'existe pas sans retentissement sur le tissu conjonctif inter-acineux. Ce tissu devient le siège d'une infiltration de cellules embryonnaires, disposées soit en traînées plus ou moins riches, soit en petits abcès miliaires au pourtour du groupe d'acini. De là, on le comprend, la possibilité, par suite du développement de cette inflammation interstitielle, d'une suppuration diffuse envahissant tous les éléments de la glande parotidienne.

§ II. — Conditions pathogéniques

Les lésions que nous venons de décrire existent dans toutes les parotidites. Mais par quel mécanisme se produisent-elles dans la fièvre typhoïde? Le mécanisme est-il toujours le même? Ne peut-il pas y avoir des causes diverses de ces altérations? Et si ces causes variées existent, ne peut-il pas se faire qu'à la différence de causes réponde une différence dans le mode d'évolution de la lésion qui en apparence reste la même? Ne peut-il pas se faire en un mot, que certaines parotidites tendent presque fatalement à la suppuration, tandis que d'autres auront au contraire la plus grande chance de se terminer par résolution? Ce sont là des questions que nous nous sommes posées, et que nous allons essayer de résoudre.

La plupart des auteurs, sans approfondir le processus pathogénique des parotidites de la fièvre typhoïde, admettent qu'elles se produisent sous l'influence de l'altération du sang. Ceux qui précisent davantage reconnaissent plus spécialement le rôle d'une sorte d'infection purulente, et font de la parotidite une variété d'abcès pyohémique.

D'autres pénétrant plus avant dans la question, ont invoqué l'influence des altérations de la muqueuse buccale, et leur propagation au canal de Sténon.

Piorry est un des premiers qui ait insisté sur ce mode de développement de la parotidite. D'après lui, il y aurait le plus souvent du côté de la bouche quelques lésions plus ou moins considérables, qu'il faudrait incriminer; une stomatite par exemple, une gingivite, une glossite, des ulcérations, des enduits épais et fétides. Mais c'est Schutzemberger de Strasbourg, qui a fait sienne cette théorie (1). Il pense que les parotidites de la fièvre typhoïde ont ordinairement leur point de départ dans les lésions parfois minimes de la muqueuse buccale, telles que fuliginosités, dessèchement, gerçures, morsures de la langue, aphthes, etc. Ces lésions provoquent une stomatite, une inflammation catarrhale de la muqueuse buccale, qui peut gagner le canal de Sténon. L'inflammation de ce canal, la rétention de la salive par suite de l'obstruction du canal provoqueraient l'inflammation de la parotide, de la même façon que le catarrhe et l'oblitération des canaux biliaires peuvent amener l'ictère.

Dans les deux observations qu'il rapporte, ce mécanisme ne paraît pas contestable.

Nous rapportons ici la suivante :

1. Schutzemberger. *Mécanisme de la formation des parotidites dans la fièvre typhoïde. Gazette méd. de Strasbourg*, 1872.

Observation V

Fièvre typhoïde grave. — Parotidite au moment de la défervescence; cautérisation de la muqueuse buccale ; formation d'abcès; ouverture; guérison (Schutzemberger).

Une jeune fille âgée de 18 ans était entrée à la clinique atteinte
de fièvre typhoïde grave. La température était élevée, les symptômes
abdominaux peu prononcés. Les lèvres et les dents étaient couvertes
de fuliginosités ; l'enduit de la langue était épais. La malade fut traitée par la méthode réfrigérante, et par les collutoires d'eau vinaigrée,
puis alcoolisée. La température s'abaissa et l'état général s'amenda,
lorsque tout à coup une parotidite se développa du côté gauche. En
examinant la bouche, on put constater que la face interne des joues
était recouverte de pellicules blanches, difficiles à détacher, et ayant
un aspect diphthéritique. En exerçant une légère pression sur la
parotide on pouvait faire écouler par le canal de Sténon une gouttelette de pus. La surface atteinte fut cautérisée avec l'acide chlorhy-
drique, et badigeonnée plusieurs fois par jour, au moyen d'une solu-
tion concentrée de chlorate de potasse. M. Bœckel appelé en
consultation, pour décider de l'opportunité d'une opération sur la
glande ne jugea pas nécessaire de pratiquer une incision immédiate-
ment. Les soins hygiéniques furent continués, mais il se développa
quelque temps après un abcès qui fut ouvert, et donna lieu à l'écoulement d'un pus semi-liquide, bien lié. Il y eut une amélioration notable pendant quelques jours ; puis une exacerbation fébrile, avec
production d'un nouvel abcès qui s'ouvrit dans le conduit auditif
externe. A partir de ce moment la glande s'affaissa, et la malade
entra en convalescence, sans présenter de nouvelles complications.

Dans le cas particulier, le point de départ de la parotidite était évidemment l'affection pseudo-membraneuse, et, il est probable que si
par des moyens appropriés et des soins continus, on n'avait pas atta-
qué le point de départ même de la maladie, l'évolution eût été maligne.

Dans le second cas, décrit par M. Schutzemberger, et que nous ne ferons que mentionner, la parotidite se montra de même au début de la convalescence, « mais, dit-il, le malade succomba à des phénomènes d'infection générale, qui paraissaient avoir eu pour point de départ l'infiltration diffuse de la parotide ; et, si la malade de l'observation première guérit, elle ne dut son salut qu'à l'attention portée à la cause du mal. La suppuration fut circonscrite, devint de bonne nature, et l'évolution fut en définitive favorable. »

Il n'y a donc pas de doute, pour le médecin de Strasbourg, « que la parotidite, dans la fièvre typhoïde, provient le plus souvent d'une cause toute locale, c'est-à-dire des exsudations pseudo-membraneuses, des fuliginosités, et aussi de la fermentation putride développée sous l'influence de cryptogames dans la cavité buccale. Ce procès zygomatique, d'après lui, se transmet par le conduit de Sténon jusque dans la glande, et détermine dans ses arborisations des lésions plus ou moins profondes. »

Le D' Crocq, de Bruxelles, a soutenu une opinion analogue. D'après lui, les parotidites sont toujours précédées et accompagnées d'une stomatite intense ; et, si dès le début d'une parotidite, on presse sur le canal de Sténon, on fait sourdre une goutte de pus. « Cette goutte de pus, dit-il, ne provient pas de la suppuration de la glande. Elle la précède et en est indépendante (1). »

A côté de ces deux théories, Liebermeister et Hoffmann

____

1. J. Crocq. — *Bulletin de l'Académie de médecine*, 1873. Catarrhe de la cavité buccale propagé à la parotide par le canal de Sténon.

en ont proposé une troisième qui mérite d'être notée. On
sait que dans la fièvre typhoïde tous les organes de l'économie sont plus ou moins profondément modifiés dans leur
structure intime.

Liebermeister attribue ces altérations à l'excès de la chaleur produite, à l'hyperthermie. Pour lui, la parotide, pas
plus que les autres organes, ne réchapperait à ces altérations, et l'exagération de ces lésions dues à l'hyperthermie,
et d'ordinaire peu prononcées, serait la cause réelle de la
parotidite.

La théorie de Liebermeister trouve un argument important dans les recherches d'Hoffmann. Suivant cet auteur,
les diverses glandes salivaires sont presque constamment
altérées dans la fièvre typhoïde. Dans la première semaine
on les trouve dures, comme distendues, de couleur jaunâ-
tre. Les acini sont remplis par des amas de cellules volu-
mineuses, à plusieurs noyaux granuleux. Plus tard, les
glandes sont plus molles, de couleur rougeâtre. Même dans
les cas où il n'y a pas de parotidite cliniquement appréciable, on trouve dans le tissu conjonctif interlobulaire de
petits abcès miliaires, formés d'amas microscopiques de cellules embryonnaires, qui paraissent pouvoir se résorber
s'ils sont peu nombreux. Sur 70 cas de fièvre typhoïde
examinés à ce point de vue, Hoffmann a trouvé 47 fois
ces altérations, le plus souvent de la deuxième à la troisième semaine (1).

MM. Cornil et Ranvier ont aussi observé chez les typhi-

1. Hoffmann. — *Rech. sur les altérations pathologiques des mu-
queuses dans le typhus abdominal.* — Leipzig, 1869.

ques une dégénérescence graisseuse des acini, avec accumulation de cellules lymphatiques dans les culs-de-sac, et dans le tissu cellulaire périacineux.

L'existence d'une altération parenchymateuse de la glande parotide, sous l'influence de la fièvre typhoïde, ne paraît donc pas discutable. Seulement doit-on rapporter avec Liebermeister cette altération à l'hyperthermie? Sans doute, les parotidites s'observent surtout à la suite ou dans le cours des fièvres à température hyperthermique, ou des fièvres longtemps prolongées. Il semble donc naturel de supposer que dans ces cas, sous l'influence de ces hautes températures persistantes, la lésion parenchymateuse dépasse le degré de gravité qui lui est habituel, et aboutisse à une inflammation véritable.

Mais, les parotidites se rencontrent dans toutes les maladies infectieuses. On les voit dans des maladies où il n'y a nullement excès de chaleur fébrile, comme le choléra par exemple. D'autre part dans la diphthérie, des lésions des glandes salivaires, fort analogues à celles qu'Hoffmann a signalées dans la fièvre typhoïde, ont été décrites par MM. Balzer et Talamon (1), et dans la diphthérie la température ne s'élève guère à un degré bien considérable. Nous admettrions donc plus volontiers, que l'altération parenchymateuse de la parotide est due, non à l'excès de la fièvre, mais à un poison typhique quelconque, viciant tous les liquides et tous les tissus de l'économie.

Quoi qu'il en soit de la genèse de l'affection, cette troi-

1. Balzer et Talamon. Des lésions des glandes salivaires dans la diphthérie. *Revue mensuelle de médecine et de chirurgie* 1878, p. 808.

Mirabel   4

sième variété de parotidite dans la fièvre typhoïde, nous paraît mériter une place dans notre description. Mais, nous ne pensons pas qu'on doive faire de ces lésions parenchymateuses la cause unique de toutes les parotidites de la fièvre typhoïde. D'ailleurs, nous n'admettons pas davantage qu'elles relèvent toutes de l'infection purulente, ou d'un catarrhe propagé de la muqueuse buccale à la glande parotidienne, par l'intermédiaire du canal de Sténon.

Nous pensons qu'il faut établir des variétés, parmi les parotidites qu'on voit survenir dans le cours ou dans la convalescence de la fièvre typhoïde. S'il n'est pas douteux qu'il existe des cas, où l'on voit la suppuration de la glande se produire sous l'influence d'une véritable intoxication pyohémique de l'organisme, et qu'il en existe d'autres, où le catarrhe du canal de Sténon, par propagation, n'est pas discutable, il est non moins certain que, dans un bon nombre d'autres faits, on ne peut constater dans l'organisme la moindre tendance à la purulence, et qu'on ne constate pas, non plus, la moindre trace de lésions, gerçures, aphthes ou inflammations à la surface de la muqueuse buccale.

En conséquence, nous proposons d'admettre trois classes de parotidites dans la fièvre typhoïde :

1° Une parotidite canaliculaire ;

2° Une parotidite interstitielle ;

3° Une parotidite parenchymateuse.

La parotidite canaliculaire nous paraît être la plus fréquente. Elle survient par propagation directe d'un catarrhe buccal à la muqueuse du conduit de Sténon, et des différents canaux salivaires, et se propage plus ou moins loin ;

en atteignant ou non les acini. Cette parotidite peut aboutir à la suppuration, si l'inflammation se propage au tissu conjonctif interlobulaire. Elle peut se terminer par résolution, si le catarrhe reste localisé aux canaux excréteurs. Le gonflement de la région parotidienne indique probablement, dans ce cas, un simple état fluxionnaire ou congestif de la glande proprement dite.

Cette forme peut se développer à toutes les périodes de la fièvre typhoïde, tant qu'il reste dans la muqueuse buccale une cause d'irritation ou d'inflammation. Elle appartient toutefois, plutôt au deuxième et au troisième septenaire, à la période d'état ou de déclin de la maladie.

Voici un exemple de cette forme de parotidite survenue vers la fin de la fièvre et qui s'est terminée par résolution.

Observation VI

Parotidite à la fin du troisième septenaire d'une fièvre typhoïde. Catarrhe purulent du canal de Sténon... Guérison par résolution.

H..., âgé de 21 ans, garçon de pharmacie, entre le 8 mars 1879 à la maison Dubois, dans le service du Dr Lecorché. Ce jeune homme est au deuxième septenaire d'une fièvre typhoïde assez grave. Il y a du délire, de l'agitation, de la prostration. Les lèvres et la langue sont recouvertes de fuliginosités et encroûtées de sang; les narines sont pulvérulentes, la diarrhée abondante, les poumons sont congestionnés. La température rectale est de 40°,2 le matin, et de 40,°8 le soir.

Traitement. — Limonade vineuse, un verre d'eau de Sedlitz tous les deux jours; trois lotions vinaigrées par jour; bouillon et lait.

10 mars. — La fièvre commence à diminuer le matin, depuis deux jours; le délire a cessé; la prostration est moindre; le malade répond mieux aux questions. Pendant la nuit, il a été pris brusque-

ment d'un gonflement douloureux de la région rétro-maxillaire droite.

Ce matin le gonflement est déjà considérable ; la face est déformée ; le côté droit tout entier est tuméfié. Cette tuméfaction se compose de deux parties : une partie dure, excessivement douloureuse à la pression, située au-dessous de l'oreille en arrière du rebord maxillaire, et s'étendant en haut et en avant de la branche de la mâchoire, jusqu'au niveau du tragus ; une deuxième partie mollasse et œdémateuse, occupant le reste de la joue, et tout le côté droit du cou. A la surface de la partie indurée, on remarque une rougeur diffuse. En pressant sur la glande on ne fait pas sourdre de pus par le canal de Sténon. La bouche est sèche, mais on ne voit plus les fuliginosités et les croûtes sanguinolentes du début.

Prescription. — 100 grammes de rhum. Cataplasmes sur la tumeur. La température du matin est de 40°, celle du soir de 40°,4.

17. — Le gonflement a encore augmenté. Douleur vive à la pression, au niveau des parties indurées. En pressant au niveau de la glande, on fait sourdre à l'orifice du canal de Sténon une grosse goutte de pus verdâtre. Cataplasmes laudanisés.

18. — L'induration est moins prononcée, plus rénitente, la douleur moins vive. Il suffit d'appuyer légèrement sur la joue au niveau du rebord maxillaire, pour faire apparaître une goutte de pus, à l'orifice du canal de Sténon.

10. — La tuméfaction a notablement diminué. L'œdème du cou et de la joue a presque totalement disparu. Il reste seulement le gonflement douloureux et rénitent qui occupe le creux rétro-maxillaire, et s'étend au devant de la branche du maxillaire inférieur. T. M. = 38°,0.

20. — La pression de la glande fait écouler, par le canal de Sténon, une notable quantité de pus épais et verdâtre, que l'on peut comparer à la goutte de pus, que l'on fait sourdre au méat urinaire, en pressant un urèthre blennorrhagique. L'état général est meilleur ; la température est à 38° le matin ; le malade demande à manger.

21. — L'œdème a complètement disparu ; le noyau d'induration est à peine douloureux, et n'est guère plus gros que la première phalange du pouce.

23. — Le noyau d'induration est à peine perceptible. On n'obtient plus de pus par le canal de Sténon, en pressant sur la glande. Le malade commence à manger.

28. — Il n'existe plus de trace du gonflement de la région parotidienne. Mais à la suite d'un écart de régime, la fièvre a reparu depuis hier au soir. La diarrhée se montre de nouveau les jours suivants, ainsi que la fièvre et l'insomnie. La rechûte se prolonge jusqu'au 8 avril. Dans la nuit il se produit des sueurs profuses, et, le lendemain, il y avait une défervescence brusque. Le thermomètre tombait à 37°,8.

Le 28 avril le malade part pour la campagne.

2° *La parotidite interstitielle.* — Cette parotidite répond à la forme pyohémique de l'affection, à la forme métastatique des auteurs. Dans cette forme, les abcès se produisent d'emblée dans le tissu conjonctif interlobulaire. Les acini sont probablement envahis et détruits consécutivement par la suppuration, mais il ne paraît pas exister ici de catarrhe du canal de Sténon. La suppuration semble devoir être toujours la terminaison fatale de cette forme, puisque l'inflammation est de nature pyohémique. La nature purulente de cette parotidite, son assimilation à un abcès du tissu conjonctif, sont démontrées par l'existence de collections purulentes analogues, dans les diverses parties du corps. Notre observation I est un exemple de cette forme de parotidite.

3° *La parotidite parenchymateuse.* — Cette variété est due à la lésion du parenchyme même de la glande, par le poison typhique. Elle est caractérisée essentiellement par l'altération des cellules des acini, et par un état subinflammatoire du tissu conjonctif interlobulaire, indiqué par l'existence de petits foyers microscopiques de cellules embryonnaires. Cette parotidite existe d'une manière à peu près constante dans la fièvre typhoïde à l'état latent, ou à l'état naissant, si l'on peut ainsi s'exprimer. Sous l'influence de causes qui nous échappent elle peut prendre un degré de développement plus considérable, et se constituer à l'état de parotidite complète. Cette forme appartient au début de la convalescence. Elle a la plus grande tendance à la résolution. Elle se caractérise par un gonflement douloureux de la région parotidienne, sans catarrhe du canal de Sténon.

Le cas de parotidite suivant que nous avons observé dans le service de M. le professeur Sée, nous paraît être un exemple de cette variété de parotidite parenchymateuse.

Observation VII

Fièvre typhoïde grave. — Parotidite gauche au début de la convalescence. Résolution rapide.

B...., âgée de 18 ans, domestique, entre le 11 décembre 1882, salle Sainte-Jeanne à l'Hôtel-Dieu dans le service de M. le professeur G. Sée. Cette femme est au treizième jour d'une fièvre typhoïde, avec prostration très marquée ; diarrhée abondante ; phénomènes thoraciques prédominants ; température très élevée, 40°,0. Traitement par l'alcool et le sulfate de quinine, à la dose de 2 grammes par jour. La malade ne supporte pas le sulfate de quinine ; elle le vomit aussitôt après l'ingestion. On le supprime. La température se maintient jusqu'au vingt-sixième jour entre 40 et 41°. Puis elle tombe presque brusquement en deux jours, et se trouve normale. Le vingt-neuvième jour la diarrhée a cessé, les râles de congestion pulmonaire disparaissent, et la malade demande à manger. Le 20 décembre, trente-et-unième jour, la malade accuse une certaine difficulté à ouvrir la bou-

che, et un peu de douleur au-dessous de l'articulation temporo-maxillaire gauche. T. M. 37°,4. T, S. 38,2.

30 décembre. — Douleurs plus vives; effacement du creux rétro-
maxillaire, gonflement dur et saillant au-dessous de l'articulation.
Tout le côté gauche de la face est un peu tuméfié. La muqueuse buccale est humide, rosée, absolument normale. En pressant sur la joue,
on ne fait pas soudre de pus à l'orifice du canal de Sténon. La malade
mange un œuf dans la journée. D'ailleurs, la peau est fraîche, pas de
fièvre, aucun malaise. T. m. 37°,0. T. s. 37°,8. Cataplasmes laudanisés sur la tumeur.

31. — Même état. La malade mange deux œufs. T. m. 37°,4
T. s. 37°,8. Cataplasmes.

1er janvier. — Gonflement diffus de tout le côté gauche de la face,
descendant jusqu'au cou. Au milieu de cet empâtement mollasse, on
sent un noyau dur, très douloureux, du volume d'une grosse noix,
siégeant à un travers de doigt au-dessous du condyle de la mâchoire.
Les mouvements de la mâchoire elle-même sont très peu gênés. Ce
gonflement n'empêche pas la malade de manger ni de parler. Il n'y
a pas de pus à l'orifice du canal de Sténon. La muqueuse buccale
est normale. T. m. 37°,2. T. s. 37°,0.

3. — La malade mange [deux degrés. — L'œdème périphérique
a disparu en grande partie. Il reste toujours la tuméfaction dure et
douloureuse au-dessous du condyle. Par le canal de Sténon, il ne sort
pas de pus. T. m. 37°,2. T, s. 37°,4.

5. — Le noyau induré n'a plus que la grosseur d'une noisette, et
le gonflement circonvoisin s'est presque entièrement dissipé.

8. — Il ne reste plus trace ni de l'œdème, ni de l'induration douloureuse de la parotide. La malade commence à se lever et peut être
regardée comme entièrement guérie.

CHAPITRE III

§ 1.

Tous les auteurs considèrent la parotidite comme une affection très grave. Depuis Hippocrate c'est là un axiome généralement admis. On admettait pourtant un pronostic plus bénin pour les parotidites appelées critiques. Mais comme on déclarait surtout critiques les parotidites qui guérissaient, la distinction ne pouvait guère être faite qu'après l'issue de la maladie.

« La parotidite symptomatique est très fâcheuse, dit Baglivi, car tous ceux qui en sont atteints succombent. » Les parotidites critiques sont favorables ; mais comme le fait remarquer M. Guéneau de Mussy, Baglivi explique ensuite qu'il appelle symptomatiques toutes celles dans lesquelles les symptômes persistent et s'aggravent après le développement du phlegmon parotidien ; de sorte que cette distinction n'est pas fondée sur les conditions pathogéniques de la maladie, mais sur son issue. D'ailleurs ces considérations s'appliquaient, d'une manière générale, à toutes les parotidites, quelle que fût la maladie principale qui leur eût donné naissance.

Envisageant la parotidite seulement dans ses rapports avec la fièvre typhoïde, nous devons essayer de substituer à ce pronostic, un peu trop étendu dans ses applications, des données plus précises et plus restreintes. Il convient d'établir à ce sujet quelques divisions, et d'étudier le pronostic de la parotidite : 1° Au point de vue local, c'est-à-dire au point de vue des lésions qui peuvent résulter de la suppuration de la glande parotidienne ; 2° Au point de vue général, c'est-à-dire au point de vue du retentissement de la parotidite sur le reste de l'organisme, et de son influence sur la marche générale de la fièvre typhoïde.

1° Au point de vue local, il est bien certain que la suppuration une fois collectée, peut entraîner des désordres qui ne sont pas à négliger, dans une région aussi importante que la face. Nous avons indiqué l'existence possible de thromboses veineuses, d'ulcération des jugulaires, de paralysie faciale, sans parler des déformations du visage, qui peuvent résulter de la fonte de l'organe, et des cicatrices consécutives au traitement chirurgical. Il peut se faire là des complications fâcheuses, difficiles à prévoir, et qui obligent assurément le médecin prudent à une réserve judicieuse dans son pronostic. Toutefois, il faut bien reconnaître que la thrombose ou l'ulcération des jugulaires sont des raretés, et presque des curiosités pathologiques. Quant à la paralysie faciale, elle n'est pas non plus très commune. Elle serait d'une conséquence fâcheuse, s'il y avait altération profonde ou destruction du nerf, car la déformation de la face serait permanente. Mais il est probable que la lésion du nerf n'est pas en général de nature destructive ; on sait d'ailleurs combien les nerfs résistent à la destruction dans les foyers purulents, et même au milieu des tissus gangrnés. Il est vraisemblable que dans les cas de paralysie faciale qui ont été cités, il y a eu simplement compression du nerf par le phlegmon étranglé dans l'aponévrose inextensible de la parotide. Ce qui appuie cette manière de voir, c'est la guérison avec rétablissement complet de la fonction, chez les deux malades observés par Griesinger.

2° A côté de ce pronostic local relatif, il y a le pronostic qu'on pourrait appeler absolu, et qui se rapporte aux effets de la parotidite sur l'ensemble de l'organisme, et sur l'évolution de la maladie typhique. Celui-ci domine la situation. Ici encore, nous osons le dire, il nous semble qu'on a exagéré le danger de l'inflammation de la parotide. C'est bien évidemment, la gravité de la fièvre typhoïde qui fait tout le danger, et non cette lésion surajoutée. En somme, sur les quatre observations que nous rapportons, un seul malade est mort, celui de l'observation I. Dira-t-on que c'est la parotidite qui l'a tué? Qui pourrait le soutenir? Ce jeune homme a été atteint d'une fièvre ataxo-adynamique des plus graves, avec hématuries, hémorrhagies intestinales, hyperthermie, dès le début du deuxième septénaire. Au treizième jour, s'ajoute une parotidite, et le malade meurt le quinzième. Pourrait-on avancer qu'il n'eût pas aussi succombé fatalement sans cette parotidite? Admettons que la lésion parotidienne ait avancé de deux ou trois jours le terme funeste, c'est là, suivant nous, tout ce qu'on peut raisonnablement concéder. Dans l'observation III empruntée à Andral, la mort n'est-elle pas survenue, malgré la résolution de la parotidite?

Donc, ce qu'il faut envisager et surveiller dans la parotidite de la fièvre typhoïde, ce n'est pas tant la parotidite elle-même, que l'aspect général et la marche de la maladie première, et que le terrain sur lequel survient cette complication. Ceci trouve son application pratique dans la parotidite de la convalescence. Ici en effet, la maladie générale n'est plus directement en jeu ; mais il n'est pas douteux que la lésion locale soit d'autant plus pernicieuse, que le sujet atteint est plus débilité, et reste sous l'influence d'un ébranlement plus grand de l'organisme, à la suite d'une fièvre grave et prolongée.

D'autres considérations peuvent-elles servir à étayer notre pronostic ? L'époque de l'apparition de la complication, et la forme anatomique de la parotidite, ont une certaine importance. On peut dire que les parotidites précoces, celles qui apparaissent dans les deux premiers septénaires, se terminent presque toujours par la mort, mais pour les raisons que nous en avons données plus haut ; c'est-à-dire à cause de la gravité de la fièvre elle-même, les parotidites précoces appartenant surtout aux formes ataxiques de la maladie, où la terminaison mortelle est ordinairement la règle. Les parotidites qui surviennent vers le déclin de la maladie sont moins graves ; il en est de même des parotidites de la convalescence. Ici, on peut dire que la guérison est la terminaison constante, qu'il y ait résolution ou suppuration. Ceci justifie, jusqu'à un certain point, la division ancienne et classique des parotidites en symptomatiques et critiques ; les symptomatiques correspondant aux parotidites précoces, les critiques aux parotidites tardives.

Le pronostic des formes anatomiques que nous avons essayé d'établir, relève, avant tout, des mêmes considérations générales. Mais, à ce point de vue spécial, on peut dire que la parotidite parenchymateuse nous paraît la plus bénigne des trois ; qu'elle dépende de l'hyperthermie ou du poison typhique lui-même, elle semble avoir une moindre tendance à la suppuration. Le processus subinflammatoire qui s'ajoute aux altérations parenchymateuses des cellules acineuses, ne dépassant pas, sans doute, la fluxion congestive.

Le pronostic de la forme canaliculaire varie, au contraire, suivant l'époque de son apparition. C'est à elle en effet, qu'appartient, à proprement parler, la parotidite du cours même de la fièvre typhoïde.

Si cette variété de parotidite est précoce, elle aboutira à la mort avec suppuration des acini : si elle est tardive elle peut, comme dans l'observation VI se terminer par résolution ; le catarrhe des canaux excréteurs ne s'accompagnant probablement, que d'une congestion œdémateuse du tissu péri-acineux.

Dans la forme interstitielle la suppuration étant la règle, le pronostic dépend du degré de résistance du sujet, de la précocité de l'intervention chirurgicale, et de la marche même du pus. Ce pronostic est celui de tous les abcès, quel que soit le point du corps sur lequel ils se développent.

§ 2. — *Traitement.*

La plus fréquente des parotidites chez les typhiques, est la parotidite canaliculaire ; et les lésions de la muqueuse buccale sont la cause la plus ordinaire de cette conplication fâcheuse. Il faudra donc comme prophylaxie d'abord, empêcher les liquides de stagner, de se putréfier dans la bouche, et d'irriter la muqueuse, en y formant les enduits et les encroûtements, qu'on observe si souvent chez les typhiques. Par ces précautions on préviendra le développement de la parotidite. C'est la conclusion que Schutzemberger tire de son mémoire, et, en terminant, il insiste sur la nécessité du nettoyage incessant de la bouche, dans la fièvre typhoïde.

Ensuite, comme traitement direct, que faudra-t-il faire, lorsque la parotidite est produite? Les anciens n'hésitaient pas à recourir à un traitement antiphlogistique énergique. Nous avons vu, dans notre observation IV, le traitement institué par Andral. Vingt-cinq sangsues furent appliquées sur la tumeur, suivies de l'application de larges cataplasmes.

Le traitement antiphlogistique peut donc être employé : Émissions sanguines locales à l'aide des sangsues, onctions avec l'onguent napolitain et cataplasmes. Mais nous pensons, que ce traitement n'aurait pas de grands effets sur la parotidite du déclin de la maladie, ou dans celle du début de la convalescence. Dans ce cas, il faut se demander s'il est bien utile de procéder à des émissions sanguines, et à des applications de sangsues. Dans observations VI et VII, la résolution s'est faite, sans l'intervention d'aucun traitement dit énergique, et la seule thérapeutique employée a été l'application de cataplasmes chauds et laudanisés. Il n'en est peut-être pas de même du traitement modificateur local, au moyen de cautérisations énergiques capables de changer la nature du pus de la parotide et des régions environnantes, qui reconnaît pour cause le mauvais état, l'état infectieux de la muqueuse buccale. Nous avons vu, dans notre observation V tout l'avantage que Schutzemberger avait retiré de ce traitement. C'est donc un moyen curatif dont il ne faudrait pas négliger l'emploi, dans un cas semblable.

Un point important réside dans la question de la conduite à tenir, en présence d'une parotidite essentiellement suppurative. Faut-il attendre que le pus soit collecté en foyer, et qu'il détermine une fluctuation franche sous la peau ? Faut-il intervenir chirurgicalement, dès qu'on soupçonne la formation du pus, en petits abcès disséminés dans l'épaisseur de la glande, formation qui est annoncée par le malaise général, les frissonnements et les autres signes de la suppuration ? M. Guéneau de Mussy est très affirmatif sur ce point. D'après lui il faut intervenir le plus tôt possible, et il conseille le débridement hâtif. « Vous débriderez, dit-il, dès que les phénomènes généraux, l'empâtement œdémateux, la rougeur des téguments, l'extrême violence de la douleur, et cette élasticité particulière qui est comme le premier degré de fluctuation, avertissent que la suppuration se forme.

L'opinion de Baglivi sur ce point est la même. « *Ob metum graviorum malorum expectari non potest suppuratio ; candenti ferro statim urenda, et ita procuranda, statim suppuratio, et exitus maligno humori ; ne mora, raptum faciat ad caput et vicinas partes, ac suffocet.* »

Voici comment M. Guéneau de Mussy conseille de faire l'incision : « Pour pratiquer cette opération, il faut faire une grande incision parallèle à la branche de la mâchoire, et n'intéressant que la peau, en évitant les grosses veines et les branches transversales du plexus cervical superficiel ; on gratte ensuite l'aponévrose, avec la pointe du bistouri, au-dessous de la partie moyenne de la glande, et par conséquent au-dessous de la branche terminale du nerf facial ; on glisse alors la sonde cannelée de haut en bas sous l'aponévrose, qu'on coupe lentement sur cette sonde ; on peut, avec le bec de celle-ci, écarter doucement les acini superficiels, pour favoriser l'issue du pus, mais je crois inopportun de les déchirer profondément. Pour moi, je m'abstiens ordinairement de toucher à la glande. Si le pus ne sort pas en nappe, on en voit toujours sourdre quelques gouttelettes, mêlées au sang qui s'écoule. Il faut introduire dans la plaie une mèche épaisse, pour prévenir l'adhésion prématurée de ses lèvres, et on la recouvre de cataplasmes laudanisés. Le malade doit garder le lit, la tête horizontale et inclinée du côté affecté (1). »

Parfois, une contre-ouverture devient nécessaire ; on pourra alors la réunir par un drain à la première incision.

Quant au traitement général, les toniques seuls sont indiqués, et peut-être la sulfate de quinine, dans les cas où la fièvre de suppuration persisterait.»

1. G. de Mussy, *Loc. cit. Clinique médicale*, T. II, p. 7.

RÉSUMÉ ET CONCLUSIONS

De l'étude que nous venons de faire nous croyons pouvoir tirer les conclusions suivantes :

1° Il existe dans la fièvre typhoïde trois variétés de pa-
rotidites :
A. — Une parotidite canaliculaire ;
B. — Une parotidite parenchymateuse ;
C. — Une parotidite interstitielle.

2° Les parotidites ne sont pas seulement distinctes par
le début de la localisation inflammatoire. Elle reconnaissent aussi un mécanisme pathogénique différent.

La parotidite canaliculaire est une parotidite par propagation ; c'est un catarrhe des conduits salivaires, commu-
niqué au canal de Sténon par la muqueuse buccale. La
stomatite et les fuliginosités habituelles de la fièvre typhoïde, engendrent cette affection catarrhale.

La parotidite parenchymateuse est une parotidite par
altération des cellules des acini, sous l'influence ou de
l'hyperthermie (Liebermeister) ou plutôt du poison typhique. Cette altération est analogue à celles qui se produisent, sous l'influence de la même cause, dans tous les pa-
renchymes de l'économie.

La parotidite interstitielle est une parotidite par infection

purulente du sang, une parotidite pyohémique, de même
nature que les abcès multiples, qui se forment parfois,
dans le tissu cellulaire sous-cutané, au moment de la convalescence de la fièvre typhoïde.

3° — La parotidite canaliculaire appartient à l'évolution
même de la fièvre typhoïde ; elle se produit à la période
d'état, ou vers la fin de la maladie.

Les parotidites parenchymateuses et interstitielles sont des
accidents de la convalescence.

4° Le pronostic local varie suivant la forme de la parotidite observée. La parotidite parenchymateuse est la
moins grave, celle qui est la plus susceptible de la terminaison par résolution. La suppuration est la règle dans la parotidite interstitielle. La parotidite canaliculaire peut guérir
par résolution ; mais si elle est précoce, la mort survient
par le progrès de la maladie typhique, avant que l'évolution
des lésions glandulaires ait pu se produire, ou même, mais
bien plus rarement, par infection occasionnée par la purulence de la région parotidienne, si l'on n'intervient pas à
temps avec énergie.

5° Le pronostic général est beaucoup moins grave que
ne l'avaient fait les anciens. La guérison est très fréquente.
Mais la terminaison dépend, avant tout, de la forme de la
fièvre typhoïde, et de l'état général du malade.

6° Le traitement doit être avant tout prophylactique. Il
n'a d'importance que dans la parotidite pyohémique ou interstitielle et dans les cas de purulence maligne de la forme
canaliculaire. L'incision précoce est indiquée pour donner
au pus un écoulement facile, et empêcher les fusées puru-

lentes et l'ouverture de l'abcès dans le conduit auditif externe. La cautérisation doit précéder l'incision dans les cas de parotidite canaliculaire arrivés à un degré considérable de purulence, et reconnaissant pour cause le mauvais état de la muqueuse buccale.

Imp. A. Derenne, Mayenne. — Paris, boulevard Saint-Michel, 52.

Imprimerie A. DERENNE, Mayenne. — Paris, boulevard Saint-Michel, 52.

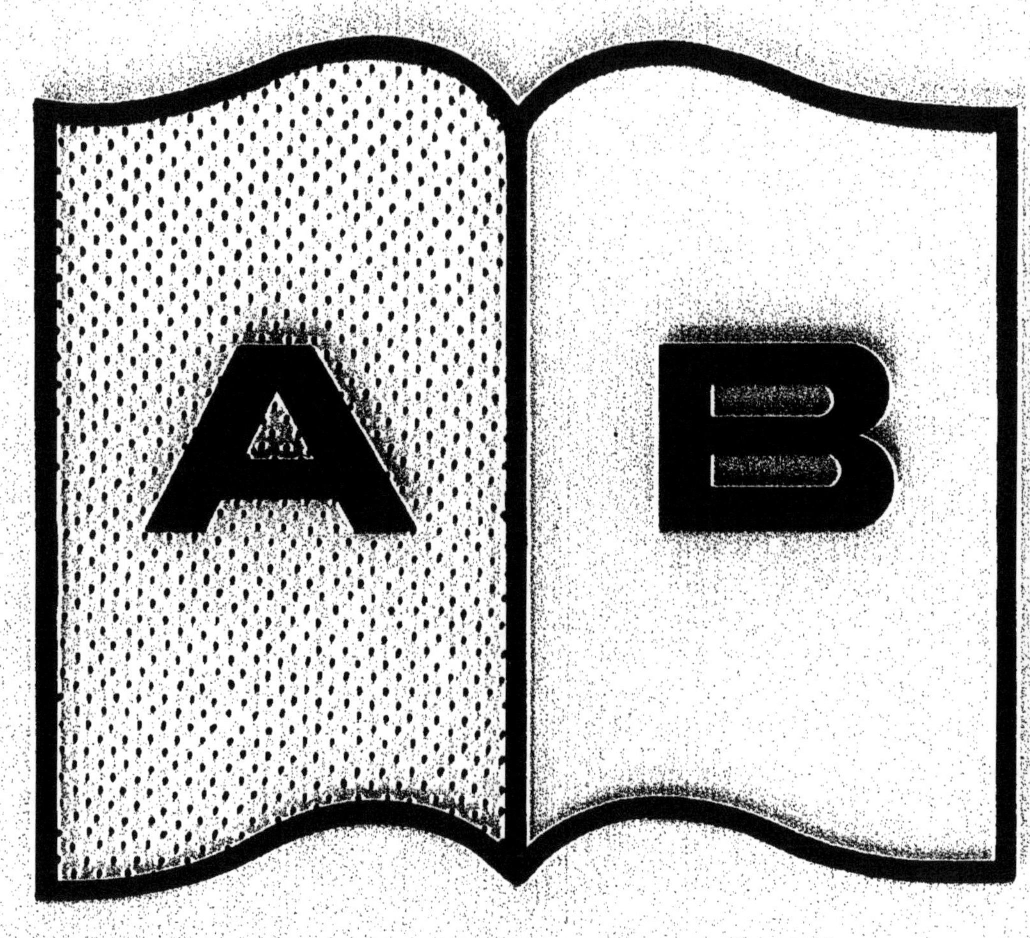

Contraste insuffisant

NF Z 43-120-14

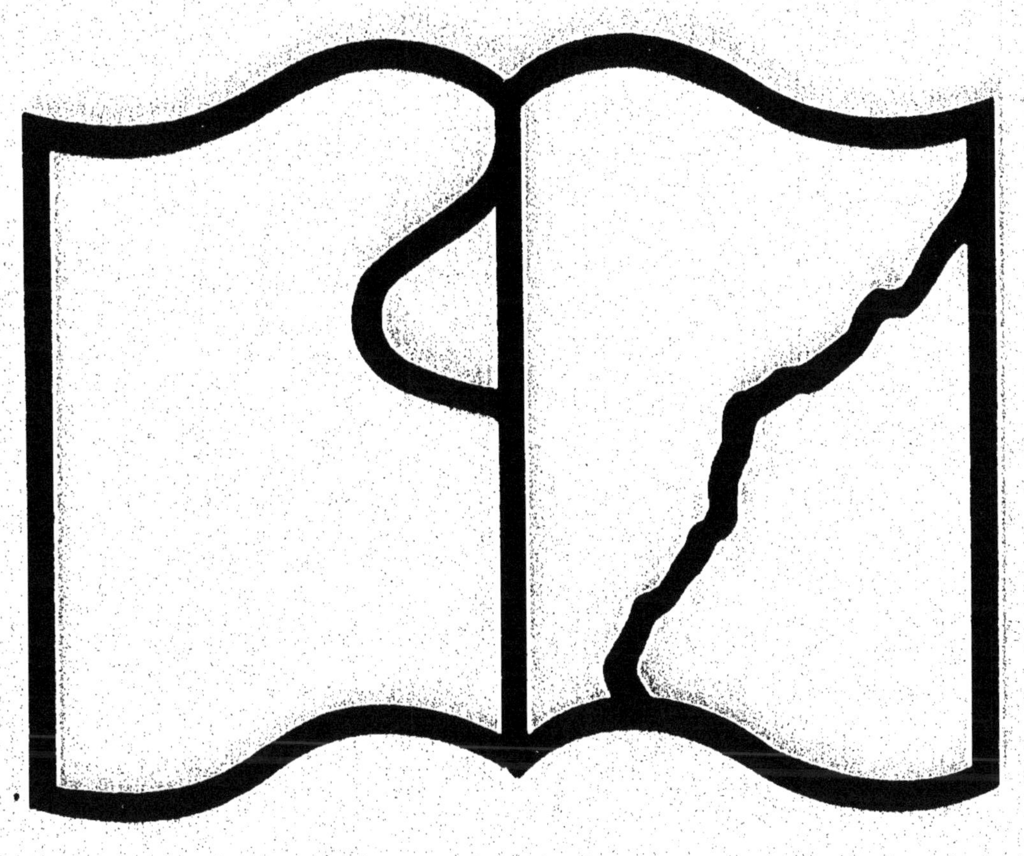

Texte détérioré — reliure défectueuse

NF Z 43-120-11

www.ingramcontent.com/pod-product-compliance
Ingram Content Group UK Ltd.
Pitfield, Milton Keynes, MK11 3LW, UK
UKHW022316120726
13694UKWH00004B/1440

9 782013 581387